Bratwurst-Diät

Alles ist möglich: Wie ich in 4 Monaten mit Freude
20 Kilo abnahm und seitdem mein Gewicht halte

Andre Zalbertus
www.zalbertus.com

Mehr über die Bratwurst-Diät unter:
www.zalbertus.com

Herausgeber: AZ Happy GmbH, Düsseldorf
Produktion: Amazon Media EU S.à r.l., Luxembourg
Projektmanagement & Design: www.buchkodex.de, Düsseldorf

ISBN: 978-1537277226

Widmung

Gewidmet meinen Eltern (✝)
Meinen Kindern Philipp, Henri, Hannah
Meiner Frau Berit, die sehr viel Geduld bewies ❣

Allen, die mir in der Zeit des Suchens nahestanden:

Silvia Kruse, Ralf Kruse, Gerd Kichniawy, Dr. med. Renate Voss, Margit Stengel, Angelika Zalbertus, Prof. Dr. med Stephan Martin, Fürst Heinz Sayn-Wittgenstein mit Fürstin Andrea, Bernd Schumacher, Thomas Eberwein, Prof. Dr. med. Andreas Meyer-Falcke, Dr. med. Martin Sachs, Dr. med. Svenja Stengel, Michael Gajda, Volker Kleinophorst, Thorsten Stelter, Richard Chen, Albina de Sousa Rocha, Uschi Kraft, Wolfgang Sylla, Kai Schiwy, Eva Ruemenapp, Françoise Levasseur, Sylvia Pantel, Harald Gaspers, Yoram Benita, Alexander Kluge, Hermine Daylerian, Olaf Peisen, Mareike und Ulf Morys, Britta Häussermann, Axel Pollheim, Claudia Weber-Pollheim, Prof. Dr. Dr. Dr. med. Robert Sader, Caroline Merz, J. P. Cam, Karsten Stumm, Cezary Augustynowicz, Axel Masberg, Dr. med. Dennis Ballwieser, Barbara Engelhardt-Zimmermann, Michael Zimmermann, Matthias Höyng, Matthias Braun, Holger Schön, Margit Nadj, Stephanie Paffrath, Artur Neumann, Vassilios Maniatopoulos, Wolf Dieter Bargsten

Inhaltsverzeichnis

Achtung

... das wievielte Buch zum Thema ›mein Gewicht‹ auch immer: dies ist ein sehr persönliches, ehrliches, vollkommen unwissenschaftliches, aber sehr praktisches und schließlich auch ziemlich schräges Buch!

Darüber wird man hier nichts lesen:

Idealgewicht

Diätplan

Blutdrucksenker

Schrothkur

Body-Mass-Index

Grundumsatz

Heilfasten

Kalorien

Normalgewicht

Körperfettanteil

etc.

Notizen:

PLATZ FÜR NOTIZEN UND GEDANKEN.

Über das Fett und wie alles begann

AM SAMSTAG, DEN 6. AUGUST 2016 feierte das Internet sein 25-jähriges Bestehen und ich das Ende meiner langen Suche nach einer Passion. An dem Tag wusste ich, dass ich wusste, wo ich hingehörte.

Ich hatte erkannt, dass ich andere Menschen ein Stück weit auf dem Weg hin zum ›Glücklich sein‹ begleiten und motivieren kann.

Bevor wir über das Ablegen von Fett sprechen, vorab ein paar Gedanken darüber, wie alles anfing.

Mein Geburtsjahr ist 1960. Das finde ich gar nicht so schlecht, ein guter Jahrgang. Ich hatte das Glück, in West-Deutschland geboren zu werden und nicht in Somalia oder Sibirien. Das war und ist ein guter Ausgangspunkt für ein interessantes und vor allem auch bisher friedliches und erfülltes Leben.

Notizen:

12

Bei zahlreichen Reisen als Auslandskorrespondent zu vielen ungemütlichen Plätzen auf dieser Erde dachte ich immer wieder: Was für ein Glück, dass ich in Düsseldorf geboren wurde und einen Pass besitze, mit dem ich ziemlich einfach reisen kann.

Wenn ich aus Gegenden zurückkehrte, wo Hungersnöte herrschten, stand ich nach dem Rückflug in Düsseldorf vor Käse- und Wursttheken, die jeweils über 100 Sorten anboten. Das war oft ein krasses Wechselbad der Gefühle.

In solchen Momenten fühlte ich Demut und Glück. Auch darüber, dass ich in Kriegs- und Krisengebieten ein paar Mal dem Tod knapp entkommen und am Ende meist bequem mit meinem westdeutschen Pass das jeweilige Land verlassen konnte.

Die Suche nach dem Glück war mir immer schon wichtig.

Bereits als Kind verschlang ich Bücher und lief denkend und beobachtend durch die Gegend.

Zum Glück schien ich dabei irgendwie sympathisch zu sein und ich wurde nicht gemobbt. Das machte das Überleben im Schulalltag einfacher.

Notizen:

14

Denn damals wurden wir auf dem Gymnasium von den Lehrern noch geschlagen und terrorisiert. Heute kaum zu glauben, aber so war es.

Schon sehr früh begann ich die Tageszeitungen und den ›Spiegel‹ zu lesen.

Jeden Sonntag gab es bei uns um 12.46 Uhr Mittagessen, nachdem mein Vater den Internationalen Frühschoppen mit Werner Höfer geschaut hatte. Quasi die frühe Form der politischen Talkshow in der ARD, dort durfte noch geraucht und Wein getrunken werden. Das fand ich irgendwie beeindruckend.

Vieles von dem, was ich damals las und hörte, hatte nichts mit Glück zu tun. Kriege, Hungersnöte, Verbrechen prasselten auf mein junges Gemüt ein.

So erschien es mir logisch, dass ich mit zwölf Jahren durch ›Zufall‹ Pfadfinder wurde und nun immerhin ein Gerüst hatte, um jeden Tag etwas Gutes zu tun. Das war sehr hilfreich für die Glückssuche.

Bei der Arbeit an diesem Buch ist mir klar geworden, dass ich immer ein Suchender war und bin.

Notizen:

Deshalb war es auch kein ›Zufall‹, dass ich das Handwerk des Reporters an der Deutschen Journalistenschule in München gelernt habe.

Dort verbrachte ich eine großartige Zeit und lernte viele beeindruckende Persönlichkeiten aus der deutschen Presselandschaft kennen.

Deshalb war es kein ›Zufall‹, dass ich Auslandskorrespondent in Moskau wurde. Das ›Universum‹ gab mir so die Gelegenheit, nach der Vergangenheit zu suchen und das Glück zu erforschen in der Zukunft.

Heute bin ich unendlich dankbar dafür. Ich habe alle Kontinente bereisen dürfen und dabei sehr viel gelernt.

Erst jetzt ist mir wieder aufgefallen, dass ich bis zu meinem 17. Lebensjahr kein Deutscher war, sondern ein sogenannter ›heimatloser Ausländer‹.

Mein Vater war im Zweiten Weltkrieg über abenteuerliche Wege nach Deutschland geraten und blieb dann nach 1945 unter dem Mandat der Vereinten Nationen in Düsseldorf.

So wurden auch wir, seine Kinder, erst einmal staatenlos, obwohl unsere Mutter eine echte Düsseldorferin war.

Notizen:

18

Ich fand ›staatenlos‹ damals ziemlich schick. Dann gab es die Möglichkeit, dass ich formlos eingebürgert werden konnte. Ich ahnte schon, dass das Reisen mit diesem blauen Reisepass als ›heimatloser Ausländer‹ eher schwierig würde. So zögerte ich nicht mehr und wurde per Unterschrift deutscher Staatsbürger.

Die Suche nach dem Glück begleitet meinen Lebensweg. Zum ersten Mal schreibe ich nun direkt zu diesem Thema, es erscheint mir in diesen oft düster wirkenden Tagen leider aktueller denn je.

Fakt aber ist: Glück fängt bei einem selbst an, Glück ist eine Wahl.

Deshalb schreibe ich dieses Buch, es soll motivieren und Mut machen.

Deshalb ist dieses Buch auch der Beginn eines weltweiten interkulturellen Kunstprojekts über Glück und Liebe.

Liebe geht durch den Magen und das Lieblingsessen kennt fast jeder Mensch auf der Erde. Das ist eine gute Basis für den Dialog. Damit beginne ich jetzt. Aber vorher, so stellte ich fest, muss noch etwas erledigt werden:

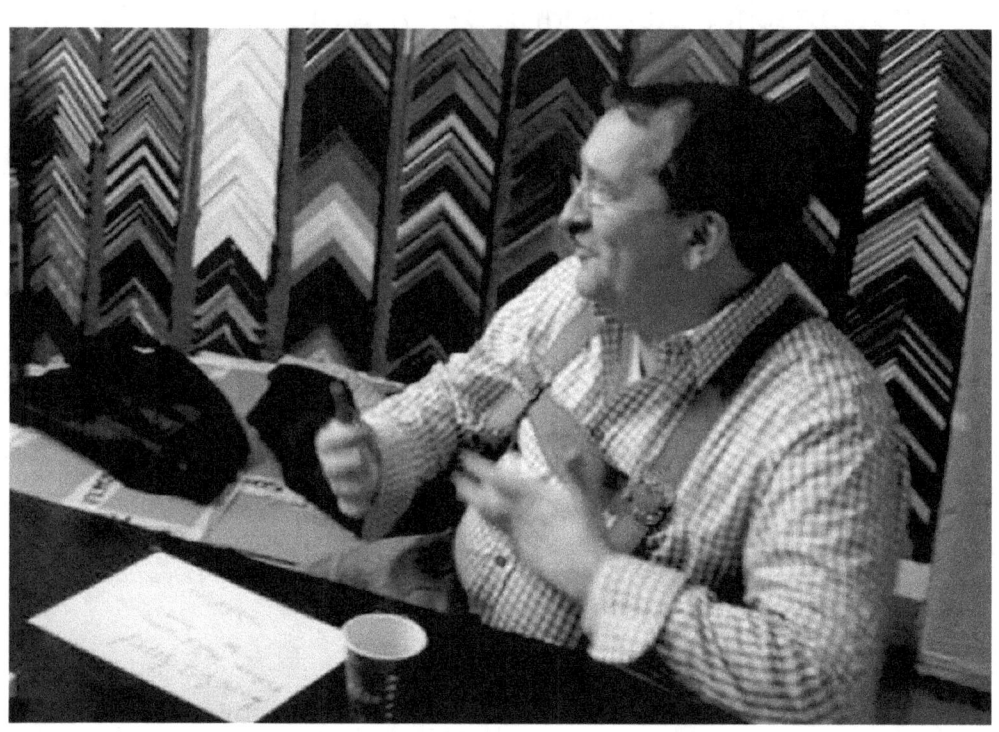

Ich bin zu fett

AM 30. NOVEMBER 2015 WURDE ICH FRÜH WACH. Ich fühlte mich schlecht und unglücklich. Dabei hatte ich in den Monaten zuvor viel über Glück gelesen.

An diesem Morgen des 30. November um 6:10 Uhr stieg ich auf die Waage. Als ich die Zahl sah, war ich schockiert: 100,5 kg.

Zum ersten Mal in meinem Leben dreistellig. Dabei hatte ich in den letzten Wochen geahnt, dass diese Zahl kommen würde.

Wie oft stand ich um Mitternacht am Kühlschrank, nachdem ich am Abend am Schreibtisch gesessen oder TV geschaut hatte.

Besonders wenn ich Wein getrunken hatte, war es fast ein Muss, noch einmal ordentlich Essen nachzulegen. Dabei fühlte ich mich richtig schlecht und das Unglücklichsein wurde täglich größer.

Notizen:

22

Meine Anzüge gingen schon lange nicht mehr zu. Dann kam der Tag, ab dem ich sie einfach nicht mehr anziehen konnte und nur noch wenige Sachen trug.

Mit dunklen Pullovern versuchte ich, den ›Bierbauch‹ zu verbergen. An den Hemden platzten Knöpfe ab, Treppensteigen war eine Qual, Schuhe Zubinden auch.

Der Blutdruck war viel zu hoch. Und ich war 55 Jahre alt. Alle Faktoren zusammen ergaben: Ich war unglücklich und lebte extrem ungesund. Ich war in einer Unglücksspirale.

Alles, was ich mal an Diäten angefangen hatte, verpuffte schnell. Ich wollte deshalb keine Diät mehr beginnen und aß umso mehr.

Es war eh egal, ich hatte jegliches Maß verloren, ich stopfte meinen Frust in mich hinein.

Seit 2012 hatte ich mich noch intensiver mit dem Thema Glück beschäftigt. Die Recherchen machten mir großen Spaß, das Thema interessierte mich immer mehr.

Ich ahnte, dass die Beschäftigung mit dem Glück die Passion meines weiteren beruflichen Lebens werden würde.

Notizen:

24

Ich war mir noch sicherer, als ich mit diesem Gedanken 2014 alleine in einem Gottesdienst in der Düsseldorfer Max-Kirche saß und die Atmosphäre genoss.

Ziemlich gegen Ende, in einer Phase der Stille, hörte ich vor mir die weibliche Stimme im Navigationsgerät eines Handys sagen: »Sie haben ihr Ziel erreicht.«

Was für ein Zeichen!

Ja, ich wusste sofort, ich hatte mein Ziel erreicht, meine Passion gefunden, nach der ich lange gesucht hatte.

Die Suche nach dem Glück, es zu verbreiten und ein Mutmacher zu sein. Das war mein Wunsch und an diesem Morgen erhielt ich die Bestätigung. Dieses Zeichen machte mich zufrieden und wühlte mich gleichzeitig sehr auf.

Ich weiß, es hört sich komisch an, aber ich wusste schon zu diesem Zeitpunkt, dass es keine Zufälle gibt. Aber es sollte noch ein weiteres Jahr folgen, das durch Unruhe, ungesundes Leben und Unglücklichsein geprägt sein sollte.

Ich las immer mehr und sprach mit vielen Menschen über Glück und den Weg hin zum Glücklichsein. Ich selbst machte eine große Wandlung durch.

Notizen:

Bratwurst-Diät

Mein ganzes Leben lang hatte ich exzessiv Zeitung gelesen und Nachrichtensendungen konsumiert.

Die Diskussionskultur über das Flüchtlingsthema, die ich seit September 2015 zunehmend als zutiefst undifferenziert empfand, ließ mich erschaudern.

Ich regte mich immer wieder auf und beteiligte mich an Diskussionen bei Facebook. Ich hatte aber das Gefühl, dass mich das krank und noch unglücklicher macht. Da war der Gang zum Kühlschrank ein Trost und Currywurst mit Pommes und viel Mayonnaise noch mehr ein Trost.

Ich ahnte, dass das Glück so nicht mehr zu mir kommen würde und ich auch kein Mutmacher werden würde. Eher, so mein Gefühl, würde ich platzen.

Am 29. November 2015 verspeiste ich gegen 18:00 Uhr eine Portion Currywurst mit allem, was dazugehört.

Zu Hause trank ich am Abend eine Flasche gut gekühlten Weißwein und surfte im Internet. Ließ mich treiben.

Gegen Mitternacht forderte der Alkohol seinen Tribut, ich hatte Hunger.

Notizen:

Es gab zwei Spiegeleier mit Gouda-Käse überbacken und dazu einen würzigen Ketchup, das Ganze auf getoastetem Brot.

Und dazu noch eine zweite Flasche Wein aufgemacht. Eben ein Midnight-Dinner, wie ich es über Jahre kannte und eigentlich auch nett fand. Eigentlich ...

Am nächsten Morgen, am 30. November 2015, stand ich auf der Waage. Sah die 100,5 kg als Zahl.

Ich duschte lang und heiß. Sah kurz an mir herunter. In diesem Moment fügten sich in meinem Kopf einige Module zusammen aus dem Stoff über Glück, den ich in den letzten Jahren gelesen hatte.

Es machte ›peng‹ und ich legte in meinem Kopf den Schalter herum. Ich wusste, dass ich jetzt nur noch eine Chance hatte, mein Leben zu ändern.

Ich sagte es noch einmal laut:

»ICH HABE JETZT NUR NOCH EINE CHANCE, MEIN LEBEN ZU ÄNDERN.«

Notizen:

Zu viele Diäten waren vorher gescheitert, ich wollte nicht noch eine beginnen.

An diesem Morgen war es anders: Nach der Dusche, im Bademantel, saß ich an meinem kleinen Schreibtisch, ein asiatischer Sekretär und Andenken aus Singapur, wo ich eine Zeit lang gelebt hatte.

Ich zündete eine Kerze an. Und schrieb mit dickem Eddingstift einen Satz: »Liebe deinen Körper, deinen Geist und deine Seele!«

Ich spürte, wie mich dieser Satz nach der heißen Dusche beflügelte. Das war eine tiefere Euphorie, sie war anders, das spürte ich.

20 Minuten später schrieb ich einen Text und veröffentlichte ihn auf meiner Facebook-Seite. Der erste Satz lautete:

»Hilfe, ich bin zu fett!«

Mit 100,5 kg auf der Waage outete ich mich öffentlich. Aber ich wusste: Für mich gab es keinen anderen Weg mehr.

Ich musste selbst glücklich werden, bevor ich anderen helfen konnte, ihr Glück zu finden.

Notizen:

In den Wochen nach dem 30. November 2015 wurde die Welt immer verrückter und ich las immer weniger Zeitung.

Ich löschte alle meine Facebook-Einträge über Politik und Zeitgeschehen. Die Glückskerze begleitete mich täglich. Jeden Morgen schrieb ich einen Teil meiner neuen Geschichte und veröffentlichte sie gegen 6:30 Uhr auf Facebook.

Jeden Tag, mit Gewichtsangabe.

Am 29. März 2016 hatte ich es geschafft: Die Waage zeigte 80,4 kg. Ich hatte seit dem 30. November 2015 20 Kilo abgelegt. Was für ein glücklicher Moment.

Ein tiefes Gefühl der Zufriedenheit strömte durch meinen Körper.

Aber: Es war nicht nur wegen der Gewichtsabnahme.

Ich hatte etwas entdeckt und erforscht in mir, das ich bis zu diesen vier Monaten nicht gekannt hatte: die Liebe zu Körper, Geist und Seele.

Die Kerze war einer meiner ständigen Begleiter auf diesem Weg, deshalb habe ich sie ›Candle of Love‹ genannt.

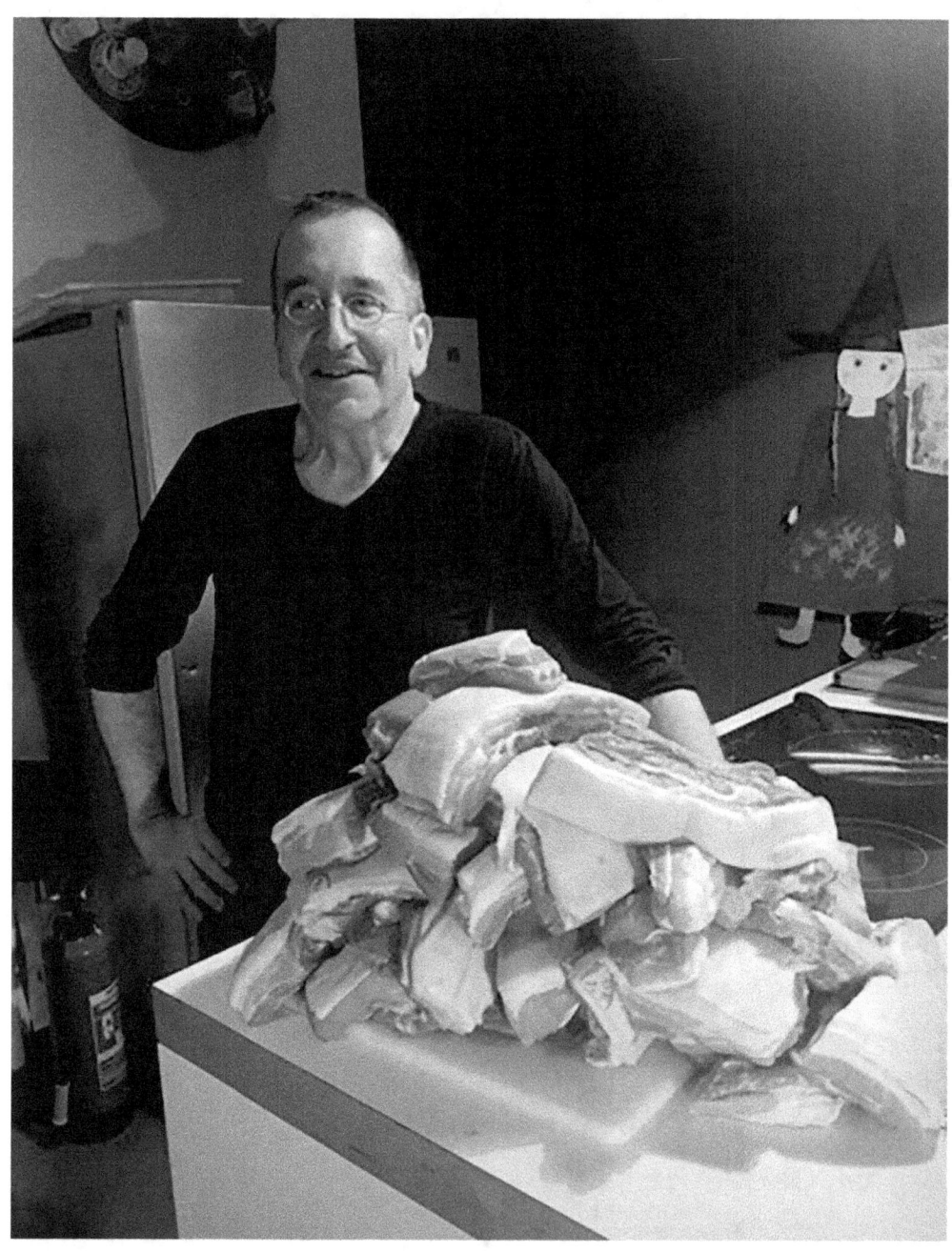

Das sind 20 Kilo Fleisch, die ich im Supermarkt gekauft habe.
Ich wollte unbedingt wissen, wie das aussieht ... :-)

34

Am 30. März 2016 feierte ich meinen 56. Geburtstag. Ich war sehr glücklich an diesem Tag mit dem Gefühl, eine ungeheure Wegstrecke in den letzten vier Monaten zurückgelegt zu haben.

Alles ist möglich I

IM AUGUST 2016 SCHRIEB ICH die letzten Kapitel an diesem kleinen Buch. Sie sind das Ende einer langen Suche und der Beginn eines neuen Lebens.

Es ist nie zu spät, denn jeder Tag im Zug des Lebens ist ein Geschenk im Dasein auf diesem blauen Planeten, den wir mehr wertschätzen sollten.

Bei mir hat es lange gedauert, bis ich das erkannt habe. Umso mehr freue ich mich, vielen anderen Menschen einiges davon zu geben.

Wie man das Glück auch schon als junger Mensch finden kann, dafür habe ich einen Begriff gesetzt: Love wins.

›Love wins‹ ist der Kern von ›Bratwurst-Diät‹ als interkulturellem Kunstprojekt.

»Was ist das?«, wurde ich gefragt.

Ich antwortete: ›Bratwurst-Diät‹ ist wie eine Schutzhütte bei Gewitter in den Bergen. Man ist lieber drinnen als draußen.

Notizen:

38

Wir sitzen zusammen am Kamin- oder Lagerfeuer und es entsteht positive Energie.

Für mich ist ›Bratwurst-Diät‹ als Kunstprojekt MEINE Passion, in der alles vereinigt ist, was ich gerne mache. Die ›Bratwurst-Diät‹ verbindet Lebenslust mit Gesundheit, Genuss und bewusstem Leben. Sie hält uns länger jung.

Ohne meine regelmäßigen Aufenthalte in den USA wäre ich heute allerdings nicht da, wo ich jetzt bin.

Durch eine schicksalhafte Begegnung mit einem polnischen Freund erhielt ich 2011 die Gelegenheit zu einem Besuch des Silicon Valley.

Er arbeitete für Google und so konnte ich die Zentrale dort ein wenig erkunden und an einer Konferenz über die Zukunft der Digitalisierung teilnehmen.

Auf dem Hinflug hatte ich begonnen, die Biografie über Steve Jobs, den Erfinder des iPhones, zu lesen. Auch das kein Zufall, bis heute ist es für mich eines der wichtigsten Bücher, die ich je gelesen habe.

Für mich war der Aufenthalt in der Google-Zentrale eine Art positive Gehirnwäsche.

Notizen:

Bratwurst-Diät

Ich lernte dort, noch breiter und noch verrückter zu denken.

In vielen Gesprächen verlor ich mehr und mehr die ›German Angst‹, die wir durch unsere Erziehung an Schule und Universität mehr oder weniger eingeimpft bekommen haben.

Google hat mich davon endgültig befreit: Im Kopf wurde ich 80 % Amerikaner.

Ein Gefühl, das mir bis heute sehr hilft, die ungeheuren Veränderungen und Chancen durch die digitale Revolution zu erfassen und in den Zug des Lebens zu integrieren.

New York ist seitdem meine ›Energie-Tankstelle‹ gewesen. Die Stadt ist neben Tel Aviv einer der kreativsten Orte des Planeten.

Wenn ich in Deutschland ausgelaugt war von den ›Energie-Vampiren‹, von den ewigen Zweiflern und Nörglern, von Neid und Missgunst, dann setzte ich mich ins Flugzeug und 7,5 Stunden später atmete ich in New York am Flughafen tief durch.

Unser Büro dort liegt in der Prince Street in SoHo. Mein erster Weg führt immer zu einem Cappuccino bei Dean & DeLuca und danach stöbere ich im Apple Shop gleich

Notizen:

nebenan. Energie pur. Gegenüber liegt ein Zeitungsladen, der Hunderte Mode- und Business-Magazine vorrätig hält.

Ich liebe ihn und bin immer ein guter Kunde. In den USA fand ich auch zwei Mentoren, ohne die ich meinen Weg nicht gefunden hätte im Social-Media-Dschungel: Gary Vaynerchuk und Brendon Burchard.

Wenn ich mal zweifelte auf dem langen Weg der Selbstfindung, kam meistens im richtigen Moment ein Video von beiden und half mir wieder aus dem Loch zu kommen.

Natürlich ist dort nicht alles toll.

Wenn man dort lebt und mit offenen Augen durch die Gegend läuft, sieht man viele haarsträubende Dinge, die nicht rundlaufen.

Aber nichtsdestotrotz: Als Unternehmer bewundere ich den amerikanischen Spirit. Aufgeben? Keine Option! Scheitern? Ja, aber dann aufstehen, Mund abwischen, weitermachen. Lernen dabei von den Fehlern.

Genau diese Einstellung liebe ich!

Notizen:

44

Deshalb wird es auch nie Firmen geben wie Apple, Google oder Amazon, die in Deutschland gegründet worden wären und den Weg in die Weltspitze gefunden hätten. SAP könnte man hier noch als Ausnahme nennen.

Und trotzdem soll man die Hoffnung ja nicht aufgeben!

Notizen:

46

Deutschland als Chance

ICH DENKE, IN DEUTSCHLAND gibt es immer noch ein außergewöhnliches Potenzial und unser Land ist weltweit extrem beliebt.

Und ich liebe die deutsche Sprache und Kultur.

So entstand schließlich in einem sehr kreativen Prozess ›Bratwurst-Diät‹ als Kunstprojekt. Doch ich denke, es gibt noch eine Chance, Deutschland wachzurütteln.

Gerade jetzt, im Sommer 2016, beginnt die zweite Halbzeit der digitalen Revolution, besonders auch im Bereich der weltweiten Videoübertragung.

Bei der allgemeinen Geschwindigkeit der Veränderung übersehen wir gerne die historischen Zäsuren: Dieses Jahr gab YouTube bekannt, dass man nun auch mit diesem System per Handy live senden könne.

Facebook erlaubt diesen Dienst jetzt ebenso.

Notizen:

48

Diese Live-Möglichkeit wird die Welt nachhaltig verändern.

Das wurde schon im Juli 2016 deutlich, als während der Rassen-Unruhen in Amerika Live-Streams gesendet wurden, die in ihrer Außergewöhnlichkeit ein neues Kapitel in der Mediengeschichte aufschlugen.

Als ich von 1990 bis 1993 als TV-Korrespondent live aus Moskau berichtete, benötigte ich technische Unterstützung im Wert von mehreren Millionen Dollar plus Kosten für die Satelliten.

Heute geht es mit dem Handy.

Diese Livefunktion wird die Welt und vor allem auch die Medienindustrie weiter tiefgreifend verändern.

Denn ab jetzt kann grundsätzlich jeder Smartphone-Besitzer senden.

Jeder ist ein Sender.

Es wird neue Unternehmen geben, die diese Funktion nutzen werden. Die innovativsten Firmen dafür sitzen im Silicon Valley, in New York und Tel Aviv.

Notizen:

50

Seit 1985 bin ich regelmäßig in Tel Aviv und habe den Fortgang der Digitalisierung dort beobachtet.

Insbesondere auch die Frage, was die Erfolgsfaktoren waren für den Standort Tel Aviv.

Ich habe lange nach meinem neuen Standort für die Glückssuche in Deutschland geforscht. So kam ich wieder durch Zufall nach OWL und dort nach Gütersloh.

OWL steht für Ostwestfalen-Lippe, ›Provinz‹ in Nordrhein-Westfalen und klingt langweilig.

Doch schon als Reporter beim Fernsehen fuhr ich gerne in die Provinz.

In OWL gibt es sehr gute Universitäten und vor allem viele interessante Firmen, die oftmals weltweit führend auf ihrem Gebiet sind. Bertelsmann, Miele, Oetker, um nur einige zu nennen.

Ich hatte in der Vergangenheit die Faktoren für den Erfolg von Silicon Valley und Tel Aviv untersucht und analysiert.

Notizen:

52

Ich bin davon überzeugt, dass OWL mit seinem Potenzial echte Chancen hat, außergewöhnliche Projekte mit weltweiter Strahlkraft auf den Weg zu bringen.

Mein Thema ›Abnehmen mit Bewusstsein und Genuss‹ ist dabei der Startschuss für ›Bratwurst-Diät‹ als Kunstprojekt.

Und Kunst kann sich überall entwickeln, wenn sie befruchtet wird. Dafür ist dieses Projekt bestens geeignet.

Notizen:

Übergewicht:
Die Pest der Zukunft

NACH NEUESTEN SCHÄTZUNGEN steigt die Zahl der Übergewichtigen, derzeit 2,4 Milliarden Menschen, weiter dramatisch an, mit allen Folgeerscheinungen wie Diabetes, Krebs, Herzinfarkt und Schlaganfall.

Mein eigenes Erleben von Übergewicht über viele Jahre und das dann folgende ›Umparken im Kopf‹ haben mich bewogen, dieses interkulturelle Kunstprojekt als Mutmacher zu beginnen.

Notizen:

Bratwurst-Diät

WARUM HEISST DAS DENN NUN ›BRATWURST-DIÄT‹? Ganz einfach: Von früher Kindheit an ist die Bratwurst mein Lieblingsessen.

Als Kind erlebte ich in Düsseldorf-Derendorf am Dreieck eine legendäre Bude, in der es nur Bratwurst, Kotelett und Frikadellen gab.

Die Pfannen standen auf großen Gasbrennern. Der Anblick war auf meiner Seite immer mit großer Ehrfurcht verbunden.

Und: Es war echt lecker, Bratwurst oder Frikadellen im Brötchen. Die Bratwurst war eine frische grobe Sorte, die Liebe zu ihr habe ich lebenslang behalten.

Das Motto ›Love wins‹ und das Lieblingsessen verbindet die Menschen weltweit. Das hatte ich auf all meinen Reisen immer wieder erlebt. Wenn es mit manchen Zeitgenossen unangenehm und brenzlig wurde, versuchte ich das Gespräch auf das jeweilige Lieblingsessen zu lenken und damit für bessere Stimmung zu sorgen. Es hat oft funktioniert.

Notizen:

Bratwurst-Diät

Mit zwölf Jahren wurde ich Pfadfinder und lernte, wie man draußen kocht und lebt. Auch das mag ich bis heute.

Der Gründer der internationalen Pfadfinderbewegung, Lord Robert Baden-Powell, hatte eine wunderbare Botschaft für uns: »Verlasst die Welt ein bisschen besser, als ihr sie vorgefunden habt.« Das gefällt mir bis heute!

Grillen oder Barbecue habe ich weltweit fast überall als großes Zeremoniell erlebt.

Ich liebe es, mag die völkerverbindende Stimmung.

Grillen verbindet Arm und Reich, Jung und Alt. Wo gibt es das sonst?

Notizen:

Diäten sind Quatsch

ICH WOLLTE ABNEHMEN, ohne auf meine Bratwurst zu verzichten, das ist mir gelungen. Mit BEWUSSTSEIN. Das ist das Wichtigste!

Denn die ›Bratwurst-Diät‹ ist keine Diät im klassischen Sinn. Ich nehme das Wort Diät, weil es weltweit Menschen anzieht. Aber im Grunde mögen wir das Wort nicht.

Es klingt nach Leiden, nach Enthaltsamkeit, nach zusammengekniffenen Lippen, nach Entbehrung.

Ich wusste, das führt zum Jo-Jo-Effekt, also der Gewichtszunahme nach der Diät.

Das hatte ich in den vergangenen Jahren selbst mehrere Male am eigenen Körper erlebt. Umso größer waren danach die Enttäuschung und der Frust.

Deshalb müssen wir uns danach gut fühlen und das geht nur über ein positives BEWUSSTSEIN.

Notizen:

Als ich am 30. November 2015 auf der Waage stand, ›puzzelte‹ sich dieses BEWUSSTSEIN wie eine Lawine aus verschiedenen Richtungen zusammen und wurde ein Ganzes.

Was brauchen wir, um diese positive Lawine entstehen zu lassen?

Notizen:

Die wichtigsten Schritte

ZUERST GIBT ES EIN VORHER und eine Leidensphase, die mitunter Jahre dauern kann. Ein Wechselspiel von Bewusstseins-Phasen und sich dann wieder gehen lassen, ein Auf und Ab der Gefühle. Erfolge, Misserfolge, Stress, Entschuldigungen und warum es gerade jetzt nicht geht.

Ein am Ende permanentes weiter Anfüttern über die Jahre. Wer es nicht schafft, endet dann schwergewichtig mit all den Zipperlein und dann Krankheiten, die da kommen: Bluthochdruck, Depression, Schlaganfall, Diabetes etc. Die Liste ist lang.

Notizen:

Notizbuch

ICH HALTE FÜR GANZ WICHTIG IM LEBEN: das Schreiben. In Konzernen gibt's den Spruch: Nur wer schreibt, bleibt. Ich stimme zu. Ich schreibe seit meiner Jugend Tagebuch.

Nach dem Studium gingen die privaten Eintragungen eher zurück und ich notierte bei mir Gedanken, Ideen und Wünsche. Keine Ahnung, warum ich das gemacht habe. Ich hatte offenbar immer den Wunsch und Drang dazu. Es gibt keine bestimmte Form dafür, die muss jeder selbst herausfinden.

Seit ein paar Jahren nutze ich große Notizbücher und schreibe mit relativ dicken Eddingstiften darin. Das macht das ›Später-mal-Nachlesen‹ sehr viel einfacher.

Ich sage mir immer: Papier gibt's genug, da muss ich nicht sparen und schreibe groß, was ich früher nicht tat und das Lesen im Nachhinein erschwert. Diese Notizbücher haben für mich einen sehr hohen Wert.

Notizen:

68

Sie sind das Einzige, was ich heute mitnehmen würde, wenn ich schnell wegmüsste. Alles andere ist ersetzbar. Ich möchte allen Lesern hier das Notizbuch-Prinzip ans Herz legen.

Und deshalb ist dieses Buch hier über die Bratwurst-Diät auch als Notizbuch konzipiert. Die linke Seite ist stets frei für DEINE Gedanken, Ideen und Erinnerungen.

Nur so kann BEWUSSTSEIN entstehen, kann die Lawine sich formen, die uns auf den Weg bringt, um unseren Körper und unsere Seele positiv zu motivieren. Um das Gefühl für Zufriedenheit und Glück in seiner wahren und jeweils subjektiven Bedeutung für jeden Einzelnen zu kristallisieren.

Ganz hinten im Notizbuch ist eine ganz besondere Seite. Sie ist das TICKET für den ZUG DES LEBENS.

Wo willst du hin im Leben?

Was ist dein Reiseziel? Welchen Beruf willst du wählen mit 18 Jahren, mit 30 Jahren, mit 55 Jahren oder 70 Jahren?

Was ist deine Passion? Wofür brennst du? Wofür springst du morgens aus dem Bett?

Notizen:

70

Das, was da am Ende herauskommt, das solltest du auf dem Ticket für den Zug des Lebens eintragen. Das ist im Übrigen bei vielen kein einfacher Prozess.

Ich habe ihn in den letzten Jahren intensiv erlebt und es war oft nicht einfach, um es mal höflich auszudrücken.

Aber dieser Prozess hat mich noch einmal sehr geformt und motiviert, meinen Weg des ›Glück-Suchens‹ mit diesem Kunstprojekt zu gehen und mir nicht hineinreden zu lassen.

Allen, die das Buch in Zukunft als Notizbuch nutzen wollen, helfe ich mit begleitenden Videos.

Das Notizbuch ist der zentrale Punkt für den Einstieg in die Transformation.

Es ist der wichtigste Einstieg in den bewussten Zug des Lebens mit einem klar formulierten Ticket.

Notizen:

Unterbewusstsein

DAS UNTERBEWUSSTSEIN spielt neben dem Notizbuch eine sehr große Rolle. Wir geben unser Ticket für den Zug des Lebens auch in unser Unterbewusstsein.

Wir lesen es uns als Ritual jeden Morgen laut vor.

Dazu können wir den Text des Tickets auch in ein kleines Notizbuch schreiben, das wir leichter auf Reisen mitnehmen können.

Das Unterbewusstsein ist eine mächtige Institution, es hat große und fast unvorstellbare Kräfte.

Am Anfang habe ich nicht daran geglaubt. Doch mit der Zeit merkte ich, dass mein Ticket, das ich jeden Morgen ins Unterbewusstsein schickte, von sich aus seinen Weg geht.

Es lenkt uns indirekt und verblüfft uns mit der Zeit. Mittlerweile bin ich zutiefst davon überzeugt, dass sich das morgendliche Ritual der Ticketabfrage mehr als lohnt. Es ist das Ticket zu einem glücklichen Leben.

Notizen:

Für Deutsche ist die Kraft des Unterbewusstseins tendenziell eher unheimlich.

Das hat sicherlich mit den Chakka-Chakka-Kursen der Amerikaner zu tun, die leider natürlich auch darauf aus sind, mit den verzweifelten Klienten viel Geld zu verdienen.

Deshalb ist aber nicht alles falsch daran, im Gegenteil.

Ich habe von meinen Mentoren unendlich viel gelernt und kann dabei das ›Business-Getue‹ gut erkennen und übergehen.

Notizen:

Kalte Dusche

DEM DÜSSELDORFER Physiotherapeuten Manfred Volk mit seinen ›magischen Händen‹ bin ich sehr dankbar, weil er mir ein weiteres wichtiges Ritual an die Hand gab.

Er fragte mich: »Duschen Sie heiß?« Ich antwortete: »Sehr heiß und sehr lange, da komme ich auf gute Ideen und Lösungen für Probleme.«

Er sagte: »Gut, machen Sie das weiter. Aber für ihren hohen Blutdruck müssten Sie sich hinterher unbedingt kalt abduschen, damit sich die Gefäße wieder schließen«.

Das erschien mir auf jeden Fall als guter Tipp.

Aber noch wichtiger war: Das kalte Duschen hat sich für mich neben dem Notizbuch zu DEM wichtigen RITUAL unter der Dusche entwickelt, wo ich das Ticket in Kurzform oder oft auch ein Tagesziel wiederhole.

Wichtig beim kalten Duschen ist übrigens, dabei tief ein- und auszuatmen und nicht etwa die Luft anzuhalten.

Notizen:

78

Bratwurst-Diät

Nach einigen Versuchen, die erst mal unangenehm waren, stellte sich bald ein tiefes Glücksgefühl ein.

Mittlerweile kann ich mir ein ›Ohne-kalt-Duschen‹ nicht mehr vorstellen.

Wenn ich es mal vergesse, dann ziehe ich mich noch einmal aus und springe schnell zurück unter die kalte Dusche.

So abhängig bin ich von diesem Ritual geworden! Eine gute Abhängigkeit und ungeheuer motivierend.

Notizen:

80

Fakten:
So funktioniert es

ICH LIEBE ALSO DIE BRATWURST und ich habe es geschafft, 20 Kilo abzunehmen und trotzdem mit Genuss und Freude zu essen.

Wie funktioniert denn das im Detail?

In vielen Gesprächen mit dem Düsseldorfer Diabetes-Forscher Prof. Dr. med. Stephan Martin hatte ich einiges gelernt, was ich vorher so nicht gewusst hatte. Es war wieder einmal solch ein ›Zufall‹, dass ich ihn bei Dreharbeiten kennenlernte.

In der Branche gilt er als innovativ, da er viele seiner Patienten durch eine Ernährungs-Umstellung und Bewegung vom Insulin abbrachte. Die Pharmaindustrie dürfte darüber weniger erfreut sein als die Patienten mit dem Diabetes Typ 2.

Als ich am 30. November 2015 die Notbremse zog, brauchte ich etwas Luft, eine Zäsur, eine Besinnungsphase.

Notizen:

Für sieben Tage trank ich dreimal am Tag einen Protein-Shake, den ich selbst anrührte.

Mir tat er sehr gut, es schmeckte mir, so dass ich keinen Ekel beim Trinken hatte. Ich fügte immer etwas Zimt hinzu, damit kam ich gut klar.

Im Rückblick gesehen war das ein guter Start. Das Gewicht geht erst mal flott herunter, das motiviert natürlich. Zudem musste ich mir nicht sofort Gedanken machen, wie ich nun esse.

An diesen ›Protein-Shake-Tagen‹ festigte sich mein Bewusstsein. Ich ahnte, ich würde es schaffen, 20 Kilo abzunehmen.

Mein Wunsch war, es bis zu meinem Geburtstag am 30. März 2016 zu erreichen. Ich wollte ein Ziel haben, einen Leuchtturm.

Ein Ticket mit aufgedrucktem Ziel.

In diesen Tagen las ich intensiv in meinen alten Notizbüchern. Dabei erkannte ich, dass mein Wunsch nach weniger Gewicht schon recht lange zu erkennen war.

Notizen:

Bratwurst-Diät

Bereits direkt nach Beginn meiner Tätigkeit als TV-Reporter 1989 begann mein schleichendes ›Mäst-Programm‹.

Belegte Brötchen, fast jeden Abend nach der Arbeit mit den Kollegen essen gehen.

Maueröffnung, historische Umbrüche, natürlich war Essen damals Nebensache. Von 1990 bis 1994 lebte ich in Moskau. Dort musste ich quasi beruflich sehr viel Wodka trinken, das Essen war oft schwer und fett.

Und auch hier jahrelang Revolution, Krieg und Krise. Sosehr ich diese Zeit liebte, in Sachen ›Essen‹ war sie eine Katastrophe.

So ging es immer weiter, ganz langsam, Jahr für Jahr.

Schließlich setzte ich nach der Übergangsphase mit Protein-Shakes meinen ganz persönlichen Maßnahmen-Katalog durch: Zuerst war mir wichtig, damit bewusst VOR Weihnachten anzufangen und nicht wie üblich am 1. Januar nach den ›Fress- und Feiertagen‹.

Ich stoppte den Alkoholkonsum komplett. Das war und ist für mich ein ganz wichtiger Faktor. Denn ich wusste aus der Vergangenheit, dass der bei mir gut ansetzt.

Notizen:

Nach 18:00 Uhr habe ich nichts mehr gegessen! Das war und ist ein echter Bruch mit meiner Tradition und der ›Gemütlichkeit‹. Aber ich habe es durchgehalten, auch zu Weihnachten.

Ich bin damit sehr offen umgegangen und habe gesagt: »Ich esse nichts, aber ich möchte nicht, dass ihr euch schlecht fühlt. Es macht mir nichts aus, beim Essen zuzuschauen.«

Mit dieser Erläuterung ging es ganz gut. Soweit es geht, habe ich Geschäftsessen von abends auf den Mittag verlegt.

Sehr gerne habe ich zwischen 15 und 17 Uhr gegessen. Fleisch oder Fisch mit Gemüse oder Salat, keine Kartoffeln, keine Nudeln, kein Reis. Und kein Brot mit weißem Mehl, wie es so gerne und überall vor dem Essen in Restaurants gereicht wird.

Keine Fruchtsäfte, na ja, und Cola und das andere klebrige Zeug sowieso nicht.

Ganz auf Brot wollte ich nicht verzichten: Morgens toaste ich Vollkornbrot und esse es mit Käse in der Vollfett-Stufe, oft sind es gute Camembert-Sorten oder gerne auch Brie.

Notizen:

Von Prof. Martin hatte ich gelernt: KEINE Light-Produkte nehmen, sondern die echten Fett-Stufen. So auch ruhig mal Schlagsahne essen.

Kommen wir zum Zucker. Bis zu dem Moment, als ich die 20 Kilo abgenommen hatte, habe ich die Süßigkeiten komplett gestrichen.

Mit der Entdeckung der Freude am echten Genuss taste ich mich seitdem an die Kreationen der Schokoladenkünstler in aller Welt heran.

Ein faszinierendes Thema basierend auf bester Qualität. Bei richtiger Handhabung hat es keinen Einfluss auf das aktuelle Gewicht.

Notizen:

Ausblick

SEIT ENDE MÄRZ 2016 halte ich mein Gewicht und das ist ebenso eine außerordentlich schöne Erfahrung. Denn gleichzeitig freue ich mich über ein neues Genuss-Gefühl. Genießen wurde zu einer neuen Leidenschaft.

Für viele Menschen ist Schokolade Ihr ›Lieblingsessen‹, das sie glücklich macht.

Deshalb könnte die Bratwurst-Diät auch Schokoladen-Diät heißen.

Das bedeutet einfach, dass man bei der richtigen Nutzung des BEWUSSTSEINS sein Gewicht zuerst verringern und dann auch halten kann.

Um fortan mit Genuss und Freude essen zu können.

Um dann das Glück zu spüren ...

Jeder muss in sich hineinhören und herausfinden, was für ihn gut ist.

Notizen:

So habe ich oft nur zwei Mahlzeiten eingenommen: ein gutes Frühstück und das reichhaltige Mittagessen zwischen 15 und 17 Uhr. Ich stellte fest, dass ich mich damit sehr wohl fühle.

Die täglichen Rituale helfen mir dabei, meinen Weg quasi stoisch einzuhalten.

Obst habe ich sehr wenig gegessen, denn es enthält viel Fruchtzucker. Im Tee und Kaffee hatte ich zum Glück nie Zucker, insofern hatte ich da keinen ›Entzug‹.

Ich lernte viel langsamer zu essen. Vorher hatte ich förmlich geschlungen. Nun musste ich kauen lernen. Lange kauen. Morgens schnitt ich mir mein Brot in 16 kleine Stücke und brauchte bis zu 20 Minuten, um es zu essen.

Ich weiß nicht mehr, wer mir dieses Beispiel schilderte, aber es hat mich beeindruckt: Wenn du dir einen Ferrari kaufst und tanken gehst, dann befüllst du ihn doch nicht zur Hälfte mit Super-Benzin und zur anderen Hälfte mit Urin, oder?

Das tun wir aber mit unserem Körper, indem wir ihn mit Lebensmitteln belästigen, die eigentlich auf die Sondermülldeponie gehören.

Notizen:

94

Bewegung

EINE GANZ WICHTIGE SÄULE der Bratwurst-Diät: die Bewegung, ohne sie geht gar nichts. Nach meiner Einschätzung und nun auch Erfahrung ist es nicht möglich, ohne Bewegung dauerhaft abzunehmen und sein Gewicht zu halten.

Nach dem 30. November 2015, meinem ›Wake-UP-Call‹, verzichtete ich auf alle Rolltreppen und Aufzüge.

Ich kaufte mir einen Schrittzähler für die Hosentasche und achtete darauf, dass ich jeden Tag 10.000 Schritte auf dem Zähler hatte. Diese Zahl hat mir Prof. Martin empfohlen.

Auch das Schrittezählen gehört zu den liebenswerten Ritualen, die das BEWUSSTSEIN täglich weiter schärfen.

Parallel habe ich begonnen in der Innenstadt immer größere Entfernungen zu Fuß zu gehen.

Das macht mir bis heute viel Spaß, weil ich so auch immer wieder neue Entdeckungen mache, die man nur als Fußgänger sieht.

Notizen:

Bratwurst-Diät

Im Mittelpunkt meiner Bewegung steht das Radfahren, das ich immer schon gerne machte.

Allerdings bin ich überhaupt kein Rennsporttyp. Die Körperhaltung auf dem Rennrad geht für mich gar nicht, denn beim Radfahren komme ich sehr gut in einen › Flow-Zustand‹. In meinem Kopf sprudelt es, die Gedanken fliegen und ich habe gute Ideen.

Dafür muss ich allerdings aufrecht sitzen. Jahrelang fuhr ich Mountainbike oder Trekkingrad. Die waren gut, aber noch nicht optimal.

Vor etwa vier Jahren dann fand ich das für mich beste Rad: ein Californian Cruiser der US-Firma Electra.

Es hat dicke Ballonreifen, einen sehr breiten bequemen Sattel und ich sitze aufrecht darauf. Wind hin oder her, der war mir piepegal, ich liebe seitdem meinen Cruiser.

Als Zweit-Rad gibt es demnächst ein sogenanntes ›Cargo-Bike‹, also eine Art Transporter.

Ich werde darauf einen Grill bauen und dann damit durch die Welt fahren und nette Menschen auf eine Bratwurst einladen. Vielleicht wird es auch eine Rikscha.

Notizen:

98

Auf jeden Fall wird es DAS Zentrum meines interkulturellen Kunstprojekts werden.

Diese beiden Komponenten, Rad fahren und zu Fuß gehen, sind meine beiden Bestandteile für Bewegung und lassen sich überall und immer gut einrichten.

Insofern gibt es kaum eine Entschuldigung. Auch schlechtes Wetter habe ich stets ignoriert, auch Regen oder Schnee hält mich nicht ab. Das Gefühl danach ist herrlich.

Ich habe Schul-Sport immer gehasst. Dort wurden stets die gefördert, die eh schon im Sportverein waren und Talent hatten.

Beim Aufstellen der Fußballmannschaft wurde ich fast immer als Vorletzter gewählt.

Ich versuchte möglichst häufig mein Sportzeug zu vergessen, um die Stunde philosophierend auf der Bank zu verbringen. Bis heute ist mir dieser sehr spezielle Geruch von Sporthallen ziemlich zuwider.

In den letzten Monaten fiel es mir nicht schwer, auch im Winter draußen zu sein. Man muss halt an die richtige Ausrüstung denken.

Notizen:

Ich liebe die Natur, vor allem Flüsse und Berge. Am Rhein bin ich aufgewachsen und habe ihn lebenslang immer wieder neu kennengelernt, auch wenn ich viele Jahre im Ausland gelebt habe.

Den Rhein vergisst man nicht. Erst im Gespräch mit Ausländern wird einem bewusst, welche Bedeutung dieser lange Fluss für Europa hat.

Für meine Transformation war er sehr wichtig, auch er trug seinen Teil dazu bei, dass die bewusste Bewegung ein täglicher Bestandteil meines Lebens geworden ist.

Ich empfehle sehr, das Wort ›Bewegung‹ beizubehalten.

Mir gefällt er besser als ›Sport‹, der für viele aufwendig, zeitraubend und anstrengend wirkt.

Man muss ständig den inneren Schweinehund überwinden. Die Bewegung lässt sich zu Anfang viel leichter in einen Tagesablauf integrieren und ist sofort auch für Sportmuffel geeignet.

Vielleicht kommt dann irgendwann noch die Liebe zum Sport hinzu. Ist aber keine Bedingung und demnach keine Ausrede.

Notizen:

Guter Schlaf

WAS BRAUCHT MAN NOCH? Als ich immer wieder in mich hineinhörte, kam die Antwort: Ich brauche mehr Schlaf.

Grundsätzlich war es ja lange üblich, sich damit zu brüsten, man brauche nur wenig Schlaf. Zum Glück ändert sich das gerade.

In Amerika schreiben berühmte Trendsetter wie Ariana Huffington Bücher mit dem Titel ›Die Schlaf-Revolution‹. Sie formulieren darin offen und selbstbewusst, dass sie sich die Zeit nehmen für gute acht Stunden Schlaf.

Das versuche ich auch so oft wie möglich, gelingt mir aber aus verschiedenen Gründen noch nicht so, wie ich es gerne hätte.

Ich gehe spät ins Bett, meist zwischen Mitternacht und 1:00 Uhr. Geweckt werde ich morgens seit Jahren durch Bauarbeiten ab 7:00 Uhr an sanierungsbedürftigen Nachbarhäusern.

Notizen:

Bratwurst-Diät

Vielleicht sollte das so sein, denn so erfuhr ich am eigenen
Körper, was es heißt, täglich mit Lärm beschallt zu werden.
So begann ich die Stille zu suchen und zu lieben.

Notizen:

Stille

MEINE ERSTE BEGEGNUNG MIT DER STILLE kam unverhofft im Winter 1978. Mit den Pfadfindern verbrachten wir einige Tage im französischen Ski-Ort Valloire.

Nach dem Skifahren schlenderte ich durch die netten kleinen Straßen, es roch nach Käsefondue und vielen anderen französischen Leckereien.

Plötzlich stand ich vor einem Geschäft mit Fotoapparaten, Zubehör und natürlich Film-Entwicklung, das lief ja damals noch etwas anders als heute.

Mir fielen die schönen Schwarz-weiß-Postkarten auf und ich betrat den Laden. Ich kaufte einige und ging eine Treppe ins Untergeschoss hinunter.

Was ich dort sah und erlebte, fasziniert mich bis heute. Der Raum strahlte Gemütlichkeit und Ruhe aus. Verschiedene mit grauem Velour-Teppich bezogene Quader waren im Raum verteilt, ebenso Bänke, kreuz und quer. Alle mit jenem Velour-Teppich überzogen.

Notizen:

Bratwurst-Diät

Die Idee war: Setz dich hierhin und schreibe in Ruhe deine Postkarten.

Gelegentlich gab es ganz leise klassische Musik. Alles passte irgendwie zusammen, nichts störte.

Dieser Raum zog die Menschen magisch an und verzauberte die Besucher.

Schreiben machte dort Spaß, das spürte ich.

Dieses Gefühl sollte mich nie wieder loslassen.

Ich dachte wieder einmal über die Stille nach, als ich im Dezember 2015 gegen Mitternacht an Gleis 1 am Bonner Hauptbahnhof saß.

Ich wartete auf einen verspäteten Zug und träumte ein wenig, als es passierte. Der Lautsprecher ertönte mit den Worten: »Achtung, Zug-Durchfahrt!«

Ein langer Güterzug fuhr mit hoher Geschwindigkeit durch den Hauptbahnhof an uns vorbei.

Der Lärm war ohrenbetäubend und verstärkte seine Wirkung durch heftige Windböen, die er erzeugte.

Notizen:

Bratwurst-Diät

Der Zug war lang, sehr lang, und ich fragte mich: Wie ertragen das Menschen vor allem nachts, wenn sie nah an den Gleisen wohnen?

In den letzten Monaten fiel mir immer mehr bewusst auf, dass man dem Lärm, dem Dauer-Geräuschpegel kaum noch entgehen kann.

Seit Jahren werden vor meinem Arbeits- und Schlafzimmer Häuser renoviert. Ab 7:00 Uhr geht es täglich los mit all den Geräuschen, zu denen ein Handwerker fähig ist. Presslufthammer, Sägen, Hämmern, Bohren und gerne auch samstags.

Ich spürte, wie Lärm von meinem Körper Besitz ergriff. Wie heißt es so schön: Irgendwann lagen meine Nerven blank und ich begriff, warum mit Lärm auch gefoltert wird. Erzeugt keine sichtbaren Spuren, ist aber sehr wirkungsvoll auf Dauer.

Meine Hände begannen zu zittern, meine Kreativität blockierte immer öfter und ich flüchtete tagsüber mehr und mehr.

In Gesprächen stellte ich fest, dass es vielen anderen Menschen genauso geht und der Lärmpegel in unserer

Notizen:

112

Gesellschaft immer mehr zu einem Lärm-Orkan wächst. Dafür war der durchfahrende Güterzug ein Sinnbild.

Ich werde mich weiter mit diesem Thema beschäftigen.

Notizen:

114

Waage

ZUM SCHLUSS ein ganz wichtiges und unbedingtes Ritual: jeden Morgen wiegen vor dem Frühstück. Jeden Morgen!

Für mich war es der ganz wichtige Schritt, meinen Transformationsprozess in die Öffentlichkeit zu tragen.

Dafür nutze ich Facebook. Ich weiß noch genau, wie ich am 30. November 2015 zauderte, ob ich nun meine 100,5 Kilo Gewicht öffentlich preisgeben möchte und mich quasi zur Schau stelle.

Ich gab mir schließlich den Ruck.

Das war meine Rettung und holte mich aus der Isolation mit mir selbst. Und all diesen Sprüchen, die man dann so hört, im Sinne: Du solltest mal ein bisschen abnehmen.

Deswegen ist Wiegen am Morgen ein Muss, es hilft immens, das Bewusstsein aufzubauen, auszubauen und schließlich zu betonieren.

Notizen:

Deshalb habe ich mich entschlossen, beginnend mit diesem Notizbuch die ›Schutzhütte‹ zu errichten, wo man sich positiv beobachtet auf diesem Weg. So kann sich das Ticket für den Zug des Lebens entwickeln.

Denn: Die Welt braucht Glück, sie braucht mehr glückliche Menschen, die ihre Energie verbreiten.

Gemeinsam geht es viel besser. Es ist befruchtend und motivierend. Durch die Sozialen Netzwerke ist es heute sehr viel einfacher möglich als noch vor zehn Jahren.

So freue ich mich heute darüber, mein Traumgewicht erzielt zu haben und trotzdem mein Lieblingsessen ›Bratwurst‹ essen zu können.

Ich interessiere mich heute viel mehr für die Qualität von Lebensmitteln und erschaudere oft, wenn ich in die Einkaufswagen anderer Menschen an der Kasse schaue.

Viele Lebensmittelkonzerne sind börsennotiert. Ihr Ziel ist es, viel Geld, immer mehr Geld zu verdienen. Es geht nicht oder zu wenig um die gute Qualität von Lebensmitteln.

Natürlich muss auch der Verbraucher, besonders auch in Deutschland, lernen, nicht nur auf ›billig‹ zu achten.

Notizen:

118

Sondern eben seinen ›Tank‹ mit gutem Benzin zu füllen, damit das ›Kraftwerk Mensch‹ ordentlich funktioniert.

Ich denke, wenn wir zum Beispiel nicht jeden Tag Fleisch essen, sondern ein bis zwei Mal pro Woche Geld für eine gute Qualität investieren, gehen wir einen ersten richtigen Schritt, um wegzukommen von der unerträglichen Massentierhaltung.

Zum Glück haben wir in den letzten Jahren gelernt, dass vegetarische Kost nicht langweilig, sondern raffiniert und lecker sein kann.

Seitdem ich mein Leben umgestellt habe, kann ich wieder genießen.

Ich verschlinge nun nicht mehr.

Ich freue mich über leckeres Essen. So wird jeder Tag zu einem besonderen Tag, der stets einen kleinen Höhepunkt hat, den ich besonders wertschätze.

Es ist die Glückssuche im Zug des Lebens, die mich nun zufrieden und immer wieder auch glücklich macht. Und mich zur Kunst und Naturliebe gebracht hat. Ich bin dankbar für all die ›Zufälle‹, die wahrscheinlich keine waren.

Notizen:

Ich habe auch viele unangenehme Dinge erlebt, die aber im Nachhinein ihren Sinn hatten und mich weiter auf dem Pfad der Glückssuche gebracht haben.

Ich habe den Weg seit 2004 selbst in allen Höhen und Tiefen mitgemacht und bin noch einmal durch eine harte und anstrengende Schule des Lebens gegangen.

Eine lange Zeit und doch wusste ich, unterstützt durch meine Mentoren in den USA, dass ich durch diese Phase durchmuss.

Um mit meiner Passion und meinem BEWUSSTSEIN meine Basis zu schaffen für ein neues und spannendes Kapitel in meinem Leben.

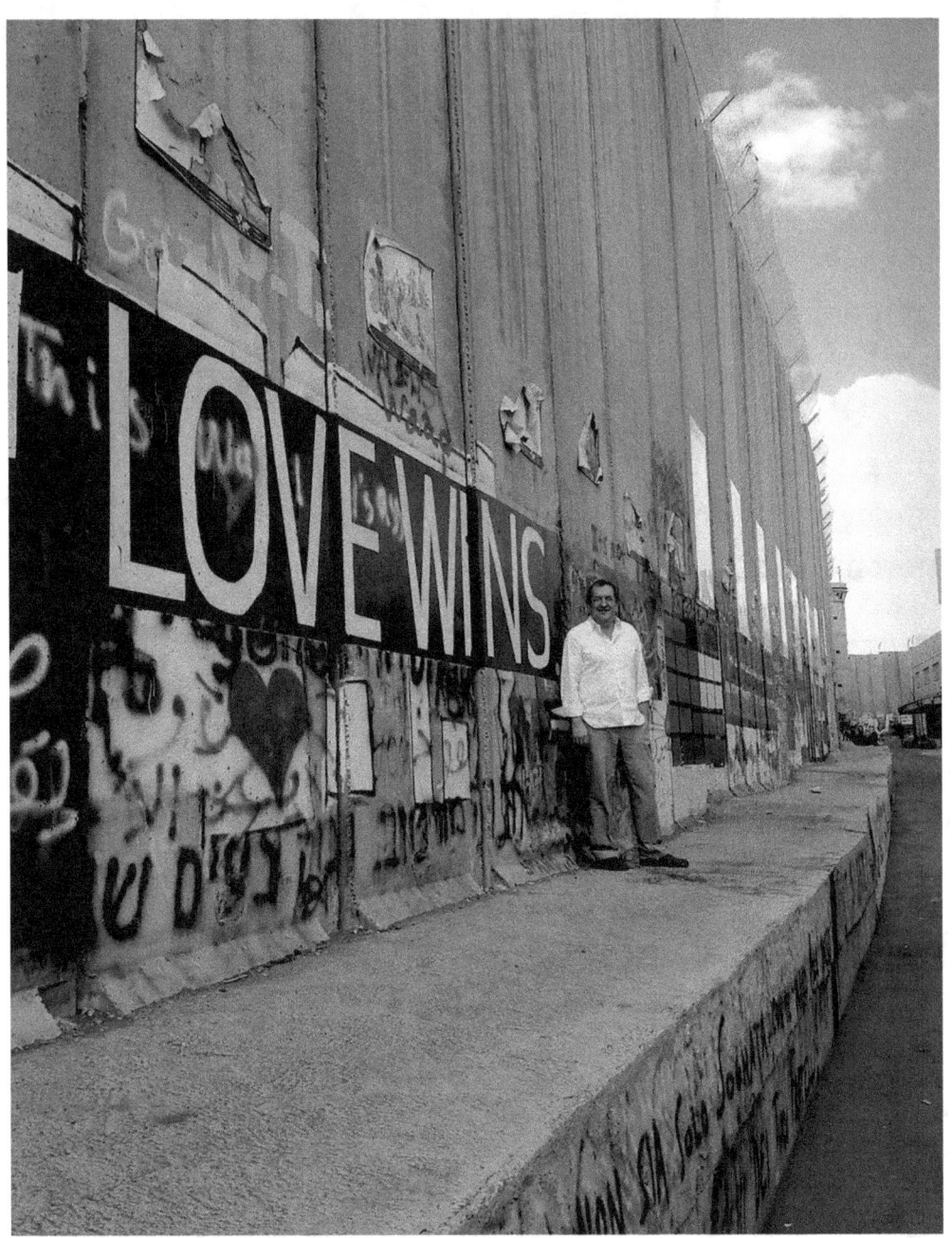

Wohin?

DIE WELT wird immer komplizierter und verrückter. Jene Aufschrift an einer Mauer in Bethlehem hat mich nicht mehr losgelassen: ›Love wins‹.

Es klingt vielleicht utopisch, aber die Sozialen Netzwerke geben uns zum ersten Mal in der Weltgeschichte die Möglichkeit, uns weltweit zu verbinden.

›Love wins‹ ist doch dafür eine gute Basis, oder? Ich glaube, Glück ist eine WAHL. Jeder kann sie wählen, er muss sich nur dazu entscheiden.

Ein Ticket lösen für den Zug des Lebens.

Ich würde mich freuen, viele von euch weiter ein Stück begleiten zu dürfen.

Zusammen sind wir stark und in der Schutzhütte ist es angenehmer als alleine draußen.

Nutzt dieses Buch als Weckruf oder Anschubser, es lohnt sich! Nehmt dieses Buch als Mutmacher.

Notizen:

Ich habe eine Zeit lang nicht gedacht, dass ich es schaffe abzunehmen.

Aber mit BEWUSSTSEIN ist es mir gelungen.

VOM SLUM ZUM AUTARKEN STADTTEIL

Wenn der kleine Ibrahima mit seiner Familie, den Diallos, durch La Baraka, seinem Zuhause, geht, dann sieht er nichts anderes als Elend und Staub. Baraka ist ein Ort der Armut, ein Slum, einer von vielen auf der Erde. Ihre Merkmale sind unverkennbar. Egal wo sie stehen: Ob in Mumbai, Rio de Janeiro, Kapstadt oder mitten in Senegals Hauptstadt – das Elend, die Unsicherheit und Perspektivlosigkeit sind allgegenwärtig.

Mehr als eine Milliarde Menschen leben wie Ibrahima unter diesen menschenunwürdigen Bedingungen, wahrscheinlich noch viel mehr. Die „YOU Stiftung – Bildung für Kinder in Not" möchte nun in Baraka mit einer ganz besonderen und noch nie dagewesenen Vision das Leben der über 1800 Slum-Bewohner langfristig und nachhaltig lebenswerter machen. Die Hütten sollen massiven Häusern weichen. Staub und Schmutz werden Schattenspendenden Bäumen, Brunnen, Gemüsegärten und Spielplätzen Platz machen. Aus Baraka, dem Slum, soll Baraka, der autarke Stadtteil mit gesicherter Zukunft durch Arbeitsbedingungen für die ganze Welt werden. Ein Zeichen dafür, dass selbst aus einem kläglichen Armenviertel ein Ort der Zukunft erwachsen kann.

Mich fasziniert die Arbeit der You-Stiftung. Mit diesem Modellprojekt kann es gelingen, dass Menschen in ihrer Heimat bleiben und ein glückliches Leben führen. Deshalb habe ich mich entschlossen, vom Erlös eines jeden Buches der Bratwurst-Diät **einen Euro** an die You-Stiftung zu spenden. **Website: www.you-stiftung.de**

Alles ist möglich II

PFINGSTEN 2016 gelang mir wieder etwas, das ich nie für möglich gehalten hätte. Ich begleitete den Ultramarathon-Läufer Thorsten Stelter mit dem Fahrrad auf einem 230-Kilometer-Lauf. Er war Teilnehmer der legendären TorTour de Ruhr, ein Ultramarathon, der nonstop von Winterberg immer an der Ruhr entlang bis zur Mündung in Duisburg verläuft.

Ich fuhr mit meinem Californian Cruiser immer neben ihm her, Tag und Nacht, und sorgte für Verpflegung und gute Stimmung. Nach 39 Stunden laufen und radeln hatten wir das Ziel erreicht und waren überglücklich.

Ich bin solch eine lange Strecke noch nie vorher gefahren, das höchste waren mal 70 km. Doch ich wollte es schaffen und habe mein BEWUSSTSEIN dementsprechend programmiert. Ich kann nur sagen: Es funktioniert.

Im August 2016 schließlich fand das erste Bratwurst-Camp auf der Basis der Bratwurst-Diät statt. Zu Gast waren Karl Heinz Richard Fürst von Sayn-Wittgenstein und seine Frau Fürstin Andrea.

Notizen:

Der TV-Sender Vox begleitete ihn. Das Bratwurst-Camp fand statt mitten in der Natur mit einem Jurtenzelt, in dem Feuer gemacht wurde. Das Fürstenpaar schlief in einem Bett von Hästens, dem Hoflieferanten des schwedischen Königshauses.

Das erste Bratwurst-Camp stand unter dem Motto ›Abenteuer, Abnehmen, Spaß‹ und wurde ein großer Erfolg. Es wird nun mit Jurten-Zelt, Lagerfeuer und Hästens-Bett weltweit veranstaltet.

Alles ist möglich ❣

Wer weiter informiert werden möchte:
www.zalbertus.com

Mein Ticket für den Zug des Lebens

Beantworte auf den nächsten Seiten die folgenden Fragen:

» Wo möchtest du hin im Leben?

» Was ist dein Reiseziel?

» Welchen Beruf willst du wählen (mit 18 Jahren, mit 30 Jahren, mit 55 Jahren oder 70 Jahren)?

» Was ist deine Passion?

» Wofür brennst du?

» Wofür springst du morgens aus dem Bett?

Mehr über das TICKET für den ZUG DES LEBENS findest du auch im Kapitel ›Notizbuch‹ ab Seite 67.

Notizen:

Notizen:

134

www.ingramcontent.com/pod-product-compliance
Lightning Source LLC
Chambersburg PA
CBHW051944280526
45789CB00009B/3172